# DE L'EMPLOI

# DU MATICO

## (PIPER ANGUSTIFOLIUM DU PÉROU)

DANS

LE TRAITEMENT DE LA BLENNORRHÉE AIGUE OU
CHRONIQUE, DE LA LEUCORRHÉE, DE LA CYSTITE DU
COL, DE L'HÉMATURIE ET DES AFFECTIONS
CATARRHALES DE LA VESSIE.

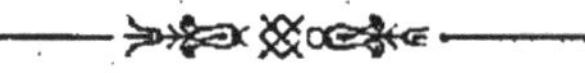

## PARIS

GRIMAULT ET Cᵉ, PHARMACIENS

7, RUE DE LA FEUILLADE, 7

Près la Banque de France

# OBSERVATIONS MÉDICALES

PUBLIÉES EN FRANCE

SUR L'EMPLOI

DES CAPSULES, DE L'INJECTION ET DU SIROP

# DE MATICO

DANS

LE TRAITEMENT DE LA BLENNORRHÉE AIGUE OU CHRONIQUE,
DE LA LEUCORRHÉE, DE LA CYSTITE DU COL, DE L'HÉMATURIE
ET DES AFFECTIONS CATARRHALES DE LA VESSIE.

---

## HISTORIQUE DU MATICO.

Le MATICO (*Steffensia elongata*, *Piper angustifolium*, *Artante elongata*) du Pérou, est une sorte de poivrier de l'Amérique méridionale, importé en France par *Dorvault* en 1851, lors de l'Exposition de Londres, et présenté alors comme un astringent puissant et un excellent anti-hémorrhagique.

Nous extrayons de l'*Officine Dorvault*, cinquième édition, page 339, et du *Traité de thérapeutique de Trousseau et Pidoux*, édition de 1858, les principaux caractères qui distinguent le Matico, et les différents cas dans lesquels il fut proposé à cette époque.

Les feuilles du *Matico*, qui sont seules employées, ont de huit à seize centimètres de longueur ; elles sont lancéolées, acuminées, crénelées, d'une couleur pâle, ont l'aspect de feuilles de digitale, des nervures très-prononcées, possèdent l'odeur de cubèbe et de menthe à la fois et sont importées en bottes presque sphériques, qui paraissent avoir été soumises à une forte pression, par l'adhérence qu'ont les feuilles entre elles.

On trouve à l'analyse : 1° une forte proportion d'une huile volatile d'un vert clair, cristallisant au bout d'un certain temps ; 2° de la chlorophylle ; 3° une certaine quantité d'une résine brune.

Au Pérou, le *Matico* porte aussi le nom d'*Herbe du soldat*, à cause de ses propriétés styptiques et vulnéraires. Les Indiens s'en servent pour arrêter les crachements de sang, les hémorrhagies internes, les métrorrhagies, la leucorhée et les écoulements gonorrhéiques. C'est ainsi qu'on peut lire dans la *Flore médicale du Pérou et du Chili de Ruiz et Pavon, Madrid*, 1798, in-folio, tome I<sup>er</sup>, page 38, le texte suivant : *Incolæ ad gonorrhœas et ulcera cancrosa a lue venerea ortas extirpendas, decoctum affatim hauriunt.*

En Angleterre, grand nombre de médecins emploient l'infusion de *Matico* à l'intérieur et la décoction en injections ou en applications dans les cas de blennorrhée et de leucorrhée.

En France, MM. Trousseau et Pidoux, Bardeney, de Chassey, Caffe, Costilhes, Cazentre, Vidal, etc..., confirmèrent les résultats acquis, et les docteurs Ricque et Lesaulnier, publièrent les succès obtenus dans l'hémoptysie par le Sirop de *Matico*, d'après les formules données par *Dorvault* dans le *Bulletin thérapeutique*, tome XLII, page 70.

Plus tard, en 1853, M. *Grimault*, successeur de *Dorvault*, continuant les recherches de son prédécesseur, acquit la certitude que le *Matico* devait ses propriétés à la notable quantité d'huile essentielle qu'il contient, huile qui n'était pas utilisée dans la plupart des préparations employées jusqu'alors, et proposa l'eau distillée saturée en injection et l'huile essentielle, associée au *baume de copahu*; son prix élevé et ses effets diurétiques trop prononcés, ne permettant pas de l'administrer seule. Un phénomène très-remarquable se manifesta par suite de cette association : l'odeur et la saveur du baume de copahu furent complétement modifiés, et l'on dut supposer que, dans ces nouvelles conditions, il serait mieux toléré et assimilé.

Pour expérimenter la valeur de ces nouvelles préparations, M. Grimault voulut les soumettre à l'autorité de gens compétents, et M. le docteur Favrot, bien connu, à Paris, pour le traitement de ces sortes d'affections, voulut bien se charger, le premier, d'en étudier l'action et les effets. Après plusieurs années d'expériences, et sûr des résultats acquis, il publia dans l'*Union médicale*, quelques premières observations que nous allons transcrire ici, avec plusieurs autres recueillies par le même journal, et provoquées par les premiers succès qu'il avait obtenus.

## RÉSUMÉ

### DES

## OBSERVATIONS DU DOCTEUR FAVROT.

(Voir *Union médicale* du 18 mai 1861).

« En 1856, sur le désir de M. Grimault, je commençai des expériences avec les préparations du Matico, qui consistaient : 1° en une injection préparée avec *l'eau distillée de Matico saturée ;* 2° en des capsules à enveloppe de Gluten, d'après le procédé Raquin, et contenant *l'huile essentielle du Matico*, associée au Baume de copahu. L'injection, claire et aussi limpide que l'eau distillée ordinaire, accusait une forte odeur de *matico ;* les capsules, petites, rondes, transparentes, d'une déglutition facile, n'offraient au goût que la saveur de l'*essence de matico* pure, et contenaient 0,05 d'*essence de matico*, représentant cinq grammes de feuilles, et cinquante centigrammes de Baume de copahu.

« Je fus surpris, dès le début, de la rapidité d'action de ces deux médicaments et des modifications subites qu'ils déterminaient dans la nature de l'écoulement. Je dois d'abord signaler cette particularité remarquable de la combinaison de l'huile essentielle du matico avec le copahu. Ce baume, dont tout médecin connaît les nombreux inconvénients, la difficulté de digestion, et enfin l'odeur toute particulière et révélatrice qu'il communique aux urines et aux éructations ; eh bien ! fait extraordinaire, tous ces accidents sont dissimulés ou plutôt n'existent plus, sous l'influence de l'*huile essentielle de matico* ; et non-seulement j'ai pu remarquer que les capsules ainsi composées avaient plus d'activité que les différentes capsules de copahu liquide ou solidifié, de copahu et cubèbe, de cubèbe et alun, de copahu et bismuth, etc., etc., mais encore qu'elles ne donnaient jamais lieu à ces renvois si désagréables, et parfois si compromettants.

« Voici bientôt quatre ans que je traite les écoulements aigus et chroniques par cette seule médication ; j'ai acquis aujourd'hui une certitude rigoureuse de son efficacité. Je crois donc être agréable à mes confrères en soumettant à leur attention quelques-unes des nombreuses. observations que je possède.

« Je les diviserai en deux classes, suivant l'état aigu ou chronique des écoulements ; car, si le mode de traitement local suffit pour la première catégorie, la seconde exige l'ingestion des capsules.

« Le traitement local se fait par des injections de *Matico* que prépare M. Grimault, en voici quelques faits :

## OBSERVATIONS

### D'ÉCOULEMENTS PRIS AU DÉBUT

#### Guéris par l'injection simple.

Obs. I. — M. X..., 22 ans, employé dans un ministère, blond, tempérament lymphatique, se présente à ma consultation avec un écoulement verdâtre, apparu de la veille ; inflammation du méat, douleurs vives en urinant, rien dans les aines ni dans les testicules. Six jours avant, il avait eu un contact prolongé avec une femme sortant d'avoir ses règles.

Une injection matin et soir. Au bout de deux jours, mieux sensible ; l'écoulement de blanc-verdâtre est passé blanc-jaunâtre ; je fais continuer les injections. Quinze jours après, je revis M. X..., il me dit qu'il était complétement guéri depuis le septième jour du traitement ; s'il avait tardé à me voir, c'est qu'il voulait s'assurer de sa guérison.

Obs. II.—M. X..., 42 ans, rentier ; une seule relation avec une femme enceinte de quatre mois ; trois jours après, il éprouve des besoin fréquents d'uriner et des chatouillements le long du canal. Le quatrième jour, il aperçoit à son réveil, en pressant le gland, une goutte au méat. Je le vis à deux heures, l'écoulement s'était déclaré : c'était un liquide mucoso-purulent.

Je lui fis une injection matin et soir ; le lendemain, mieux sensible ; le quatrième jour, guérison complète.

Deux mois après, M. X... vint me retrouver dans les mêmes conditions; mais, cette fois-là, les injections durent être continuées pendant huit jours.

« Je pourrais multiplier les observations de ce genre, dans lesquelles l'injection de Matico a toujours donné des résultats satisfaisants ; mais il importe que l'écoulement soit pris au début et que le malade ne fasse aucun écart de régime ; et j'insiste sur ces deux points.

« Lorsque l'inflammation subsiste déjà depuis quelque temps, que l'écoulement a acquis une certaine densité, j'ai bien rarement obtenu un résultat définitif avec les injections seules; alors je leur associe les capsules au Matico. »

## OBSERVATIONS D'ÉCOULEMENTS SUB-AIGUS.

Obs. I. — M. X..., artiste, 29 ans, brun, tempérament sanguin, vient me consulter pour une blennorrhée datant de six semaines ; différents traitements avaient déjà été employés sans succès. Sur mon conseil, il pratique une injection matin et soir, et le troisième jour il se croit guéri; mais au bout de deux jours, à la suite d'un léger écart de régime, réapparition de l'écoulement, peut-être avec plus d'abondance. Nouvelles injections pratiquées pendant huit jours consécutifs, guérison apparente. — Sans cause connue, rechute. — Après m'être assuré qu'il n'existait aucun rétrécissement dans le canal, je me décide à donner les capsules au Matico, conjointement avec l'injection; le septième jour le malade était guéri définitivement.

Obs. II. — M. B..., étudiant en droit, 22 ans. Blennorrhée datant de plus de six mois. — A fait tous les traitements possibles; capsules de toutes espèces, injections de toutes sortes. — Vient me consulter pour une goutte qu'il a tous les matins, à son réveil; mais ce qui l'inquiète surtout, c'est que, sous l'influence du moindre écart de régime, soit de table ou de coït, au lieu d'une goutte, il trouve un écoulement jaune-verdâtre. Après m'être assuré qu'il n'existait aucun rétrécissement, je le soumis à l'usage des capsules, douze par jour, et aux injections, deux par jour.

Ce traitement fut suivi très-régulièrement pendant quinze jours; au bout de ce temps, j'exigeai encore quinze jours de prudence et de sagesse; la guérison fut définitive.

Obs. III. —M X.... 30 ans, sculpteur, blond, lymphatique, blennorrhée datant d'un an; fatigué de tout traitement, il s'était décidé à ne plus rien faire, mais un mariage qu'il a en vue, l'engage à essayer de mon mode de traitement, à condition toutefois qu'il changera en rien sa manière de vivre, café, vin, liqueur, sans excès toutefois. Après douze jours de capsules et d'injections, il était guéri; néanmoins, j'exigeai qu'il continuât, en raison de l'ancienneté de la maladie, son traitement encore huit jours,

Un mois après, M. X.. venait me remercier et m'annoncer son mariage.

# RÉSUMÉ.

« Le *Matico*, ou le principe actif qu'il contient, n'est pas une panacée absolue de tous les cas d'écoulement ; il est évident que, quand il y aura une cause déterminante, telle qu'un rétrécissement (ce dont il est toujours convenable de s'assurer), ou bien une affection de la prostate, et surtout une faiblesse ou un relâchement des vésicules séminales, car j'ai vu beaucoup d'écoulements produits par l'inflammation que détermine le sperme en séjournant sur la muqueuse de l'urèthre, non préalablement lubréfiée par le liquide prostatique (comme il arrive dans les cas de spermathorrée) ; il est évident, dis-je, que, quand il y aura une cause distincte, l'action du Matico sera à peu près nulle ; mais, ce que je tiens à signaler, c'est que, dans les cas d'écoulements simples, aigus, sub-aigus ou chroniques, ce sont encore les préparations de Matico qui m'ont donné les résultats les plus certains et les plus définitifs.

« J'ajouterai même que je possède un certain nombre d'observations d'écoulements, rebelles depuis longtemps déjà à toute espèce de médication, dont j'ai pu obtenir la guérison, en portant la dose des capsules de 16 à 24 par jour.

« Je signale ce fait à mes confrères pour qu'ils ne

s'arrêtent pas devant un premier insuccès et qu'ils sachent bien que l'estomac tolère parfaitement cette médication, même portée à une dose élevée.

« Chez les femmes surtout, j'ai obtenu et j'obtiens chaque jour, les résultats les plus remarquables, dans les vaginites chroniques ; lorsqu'elles sont atteintes de ces écoulements d'un blanc jaunâtre, qui, sous l'influence d'un peu de fatigue, d'excès, quels qu'ils soient, ou même simplement, avant comme après leurs époques, subissent tout d'un coup une telle modification, qu'innocents à de certains moments, ils deviennent très-dangeureux.

« L'usage interne des capsules, et surtout l'application directe de capsules vaginales au Matico me donne d'excellents résultats. »

---

Pour édifier MM. les médecins sur le traitement de la leucorrhée par les capsules vaginales au Matico, nous transcrivons ici un *Mémoire* de M. *le Docteur Favrot :*

« J'ai l'honneur de soumettre à l'appréciation de mes confrères, des capsules fondantes, de volume et de forme appropriées, destinées à porter, à maintenir dans le vagin et sur le col des médicaments que les injections ne peuvent y déposer que temporairement.

« *Composition*. — Ces capsules sont composées de deux petits cylindres, s'emboîtant hermétiquement l'un dans l'autre, dont la forme est celle d'un dé à coudre. Elles sont excessivement minces, transparentes, faites avec de la gelée de fucus crispus desséchée, et à laquelle on associe une très-minime proportion de gélatine et de glycérine.

« L'intérieur est rempli de poudres inertes, telles que lycopode, magnésie, etc., auxquelles on associe de l'essence de Matico, et au gré du médecin et suivant les cas, de l'alun, du sulfate de zinc, du tannin, de l'iode, enfin le corps médicamenteux nécessaire.

« Leur principale *propriété* est, sous l'influence de l'humidité et de la chaleur locale, de pouvoir se dissoudre complétement, en très-peu de temps, une demi-heure environ.

« *Avantages qu'elles présentent*. — Leur introduction est des plus simples : formées d'un principe mucilagineux, il suffit donc de les mouiller légèrement, pour faciliter leur glissement.

« Cette opération peut être faite par la malade elle-même.

« Une fois placées dans la cavité vaginale, l'enveloppe ne tarde pas à se dissoudre, et le corps médicamenteux, mélangé à la poudre inerte, se trouve ainsi mis en contact direct avec les parois et replis de la muqueuse, du cul-de-sac et même le col utérin.

« Cette application peut être prolongée aussi longtemps que l'on voudra.

« Une seule injection suffit pour entraîner le tout.

« *Comparaison avec les autres moyens employés.* — Jusqu'à présent, les ressources employées pour porter les corps médicamenteux dans cette région consistaient :

1° EN INJECTIONS.

« L'injection est un simple lavage. Sa durée n'est que temporaire, elle n'atteint même pas dans les replis de la cavité. Puis la position de la femme est presque toujours telle qu'à peine un point est-il touché que le poids du liquide seul le fait tomber, à moins toutefois de boucher l'orifice extérieur, et de tenir la malade placée horizontalement.

« Ce qui est impossible à obtenir d'elles-mêmes.

2° EN TOPIQUES.

« De la charpie, du coton, une éponge roulés sur eux-mêmes, liés à un cordonnet, servent très-bien de moyen pour porter une poudre ou un corps médicamenteux, et j'ai longtemps usé de ce procédé, mais l'inconvénient est que le corps inerte qui sert de support irrite plus ou moins cette région.

« Qu'il faut se servir de spéculum presque toujours pour cette application, et que la femme répugne à des introductions réitérées.

« Enfin, quand ce ne serait que le bout du cordonnet à l'aide duquel on retirera l'éponge ou la charpie, il est gênant d'abord et peut devenir compromettant.

« Des essais ont été pratiqués avec d'autres substances, en vue, comme je le fais aujourd'hui, d'éviter la nécessité du spéculum, et le séjour de la charpie ou de l'éponge. Ces substances étaient de nature fondantes, comme le beurre de cacao, la cire, l'axonge, le suif même, auxquelles on associait un principe médicamenteux et dont la forme était celle d'un pessaire.

« Pour ma part, j'ai employé tous ces corps. Leur inconvénient est de fondre trop vite, de tacher et de graisser les parties voisines ainsi que le linge, et cet inconvénient est tel que les malades y renoncent de suite.

« C'est après plus de trois ans d'essais de toutes les substances connues que je me suis arrêté à l'emploi des capsules vaginales, dont je me sers déjà depuis plus d'un an avec des résultats favorables. »

# DE L'EMPLOI DU MATICO

## DANS LA VAGINITE ET LA BLENNORHAGIE

PAR

**M. le Docteur E. GUIBOUT**

Médecin des Hôpitaux.

*Union Médicale*, 22 février 1862.

*Traitement de la leucorrhée par l'injection de matico.* — La nommée Augustine M... vint me consulter, il y a un mois, pour un écoulement leucorrhéique dont elle était affectée depuis quatre ans au moins. Cette jeune femme, âgée de 25 à 28 ans, habite Paris depuis huit ou dix ans ; elle est mariée depuis cinq ans, elle n'a jamais eu d'enfant. D'un tempérament bilioso-sanguin, très-brune, sa santé a toujours été en s'affaiblissant depuis ces quatre dernières années. Elle attribue cet affaiblissement à des pertes blanches excessivement abondantes et continuelles ; ces pertes, me dit-elle, sont si considérables, qu'elle est quelquefois obligée de se garnir comme si elle avait ses règles. Il en résulte, non-seulement une gêne facile à comprendre, mais un véritable dépérissement, une grande maigreur, et des douleurs gastralgiques intenses.

Depuis quatre ans, elle a combattu cette leucorrhée par des injections astringentes variées : décoction de feuilles de noyer ; solution d'alun ; décoction de ratanhia ; eau blanche. En même temps, traitement général analeptique, vin de quinquina, pilules ferrugineuses, viandes noires, etc. ; ces moyens si rationels n'ont amené aucun résultat; la leucorrhée n'en a pas moins persisté avec toute son abondance et avec toutes ses fâcheuses conséquences. C'est alors que je vis la malade; je lui introduisis dans le vagin deux forts bourdonnets de charpie fine imbibée d'*injection de matico*; je lui prescrivis de garder ces bourdonnets vingt-quatre heures, de les retirer ensuite, de prendre immédiatement après deux ou trois injections d'eau froide, et de revenir me voir. Je fis ainsi, cinq ou six introductions de bourdonnets, et la malade cessa ses visites journalières. Je la revis huit ou dix jours après la dernière application du *matico*, et, pendant tout ce temps, il n'y a pas eu la moindre perte leucorrhéique. Depuis lors, je n'ai pas revu la malade, qui m'avait promis de revenir me trouver à la plus petite rechute; je suis donc fondé à la regarder comme guérie. »

## RÉSUME.

Cette observation a fourni à M. Guibout les réflexions suivantes :

« Dans certains cas, la leucorrhée n'est point le résultat ou l'expression d'un état général cachectique, mais elle est un phénomène morbide essentiellement lié à une hypersécrétion de la muqueuse vaginale. Les follicules mucipares de cette menbrane sont le siége d'un état fluxionnaire chronique; c'est donc en eux que réside la lésion, qui est toute locale. Il est évident que, dans ce cas, un traitement général n'aura sur l'affection qu'une prise bien indirecte et par conséquent inefficace. Il faut attaquer le mal, là où il est, par un topique modificateur et puissamment astringent ; or, notre observation prouve que *le matico* a été le meilleur des astrigents et des modificateurs, puisqu'il a complétement et promptement réussi quand tous les autres avaient échoué.

« Mais je prévois l'objection que voici : les bourdonnets de charpie, me dira-t-on, laissés au contact de deux feuillets d'une membrane muqueuse malade, les ont isolés l'un de l'autre et les ont modifiés par leur présence ; par conséquent la guérison doit leur être attribuée au moins autant qu'*au matico*.

« Voici ma réponse : Quelque temps avant de donner des soins à la malade qui fait le sujet de cette observation, j'en avais traité une autre, à peu près du même âge, et affectée d'une leucorrhée de même nature. Cette leucorrhée, datant de deux ou trois ans, ayant résisté aux mêmes moyens astringents que j'ai cités plus haut, fut combattue par plusieurs injections d'eau froides prises chaque jour, et contenant chacune le tiers de leur volume de *matico*. La guérison fut obtenue dans l'espace de quinze jours à trois semaines, plus lentement par conséquent, mais aussi sûrement que dans la précédente observation. »

# OBSERVATIONS

## DU DOCTEUR DUVIGNAUD

Médecin de l'Établissement hydrothérapique du BOUSCAT,
près Bordeaux.

*Gazette des Hôpitaux* du 8 mars 1862.

M. L. St... est un jeune Anglais. Déjà, à deux reprises, il a été pris de blennorrhagies très-aiguës, compliquées de phlegmasies articulaires, lorsque, en décembre dernier, à la suite d'excès et de fatigues de tout genre, survint une troisième blennorrhée avec phimosis. Le médecin appelé fit une application de douze sangsues, une incision pour réduire le phimosis, et lorsque l'inflammation eut perdu de son acuité, il traita la blennorrhagie par des injections au sulfate de zinc et les capsules au copahu. Ce traitement, suivi régulièrement pendant trois semaines, ne produisit point de modifications dans l'écoulement, et n'empêcha pas la plupart des jointures des membres inférieurs, celles de l'épaule et du pouce, de se prendre. Désespéré de cette médication, le malade vint se confier à moi le 29 décembre 1861.

*État actuel.* — M. St... a vingt-deux ans ; il est blond, d'un tempérament lymphatique, mais d'une assez forte constitution. Les articulations des genoux, des pieds, des épaules et des pouces, sont atteintes d'un gonflement considérable, et la douleur provoquée par le mouvement est telle, que le malade ne peut bouger. L'urèthre est rouge et laisse suinter une matière jaunâtre très-abondante. La muqueuse du prépuce et du gland participe à cet écoulement, au point que le malade est obligé de se garnir

2.

Le 30 au matin, injection au matico; quatre capsules; les linges servant à recouvrir le gland et le prépuce sont trempés dans le liquide de l'injection. Les articulations sont couvertes de linges mouillés et tordus, recouverts de linges secs et taffetas gommé. Le soir, nouvelle injection au matico; quatre capsules.

Pendant cinq jours, ce traitement a été suivi dans les mêmes conditions, sans modifications bien apparente de l'écoulement; mais le sixième, il avait diminué. A partir de ce moment, le malade a suivi régulièrement le traitement hydrothérapique (deux douches par jour sur les articulations malades avec ou sans sudation), conjointement avec les injections au matico et les capsules à l'intérieur (seize par jour), et aujourd'hui tout écoulement a cessé. Le gonflement et la douleur des jointures ont complétement disparu, il ne reste plus que la roideur articulaire.

## RÉSUMÉ.

« De cette observation, je suis en droit de conclure que les CAPSULES ET L'INJECTION AU MATICO, formulées par M. le docteur Favrot, ont eu la plus large part dans la guérison de ce malade, et l'insuccès des premiers anti-blennorrhagiques employés par un confrère distingué et instruit, me semble autoriser à rapporter le succès obtenu à l'huile essentielle de matico, qui constitue l'élément important de cette nouvelle préparation. »

# CYSTITE DU COL

**Traitement par les Capsules de Matico; — Guérison**

Par M. le docteur **A. SAUNIER**, de Villefranche-sur-Saône.

*Union Médicale,* 22 mars 1862.

« Il existe des maladies plus douloureuses, mais assurément il n'en est pas de plus insupportables que celle qui va nous occuper. La présence de quelques gouttes de liquide dans la vessie suffit pour déterminer un besoin d'uriner qui n'est satisfait qu'au prix des plus vives douleurs ; aussi l'anxiété des malades est-elle extrême, et les souffrances qu'ils éprouvent pendant l'intervalle des mictions sont rendues plus intolérables encore par l'appréhension de la miction elle-même

« A de pareils maux, il faudrait un prompt soulagement ; malheureusement, la thérapeutique est souvent rebelle à nos désirs, les inflammations de la vessie en sont une preuve évidente : combler peut-être une lacune, tel est le but que je propose en soumettant à l'appréciation de mes confrères l'observation suivante :

M. X..., officier de cavalerie, d'un tempérament nerveux et sanguin, en convalescence de fièvre typhoïde, est pris de pleurésie double, affection pour laquelle je suis appelé à lui donner des soins ; après quelques semaines de traitement, il était en pleine voie de guérison, lorsque tout à coup il se plaint de légères douleurs en urinant ; le premier jour, je fais peu d'attention à ce symptôme et me contente de prescrire un cataplasme sur l'hypogastre. Mais l'état s'aggrave pendant la nuit, et, le lendemain, le malade accuse une douleur continuelle au périnée, de fréquentes envies d'uriner, accompagnées d'un sentiment de cuisson des plus pénibles, surtout à la fin de la miction. Les urines sont rouges, sédimenteuses et rares, pas de ténesme rectal, pas de difficulté pour la défécation ; la pression sur l'hypogastre ne réveille aucune sensation ; la vessie est presque vide ; l'état général est du reste bon ; le pouls est à 80, un peu plus dur qu'à l'état normal. Comme prescription : bains de siége, cataplasmes, repos et abstinence de boissons. Mais la nuit est mauvaise, les symptômes augmentent d'intensité, le malade ne peut goûter un instant de repos, il y a, du ténesme vésical, un sentiment de douleur et de chaleur dont M. X... place le siége au niveau du col de la vessie, et à la fin de la miction quelques gouttes de sang ; du reste, pas la moindre douleur à la pression sur le bas-ventre ; la face anxieuse ; le pouls est dur, fréquent, développé ; toujours pas de ténesme rectal.

Je diagnostiquais une cystite du col ; mais quelle pouvait en être la cause ? En remontant aux antécédents, j'appris que M. X... avait eu avant sa maladie une blennorrhée de laquelle, du reste, il était parfaitement guéri. Ce nouveau cas venait confirmer l'opinion de Lallemand, qui regarde l'infection blennorrhagique comme la cause la plus fréquente de la cystite du col. Ce renseignement me décide à prescrire le baume de copahu à la dose 8 à 10 grammes dans les vingt-quatre heures ; bien entendu, je fais continuer les bains de siége, les cataplasmes et le régime le plus sévère. Le soir, pour procurer un peu de sommeil, j'ordonne un demi-lavement laudanisé ; mais inutilement ; M. X... ne goûte pas le moindre repos, et je le trouve, le lendemain, désespéré par les souffrances intolérables que lui cause l'émission de l'urine. Dix sangsues sont appliquées au périnée, on les laisse saigner pendant quatre heures dans un bain de siège ; 15 grammes de copahu ; lavement laudanisé ; diète absolue. Soins inutiles, le lendemain quatrième jour, depuis le début de la maladie, il n'y avait aucune amélioration. C'est alors que songeant aux services que m'avait rendus, dans les uréthrites, l'emploi des capsules de Matico, j'en ordonne dix à prendre dans les vingt-quatre heures ; quel ne fut pas mon étonnement lorsqu'à ma visite suivante j'appris que M. X... avait parfaitement dormi, qu'il n'éprouvait plus en urinant qu'une douleur parfaitement supportable, et qu'il n'y avait plus aucune sensation pénible dans l'intervalle des mictions. Point n'est besoin de dire qu'il continua l'emploi des capsules de Matico, et quarante-huit heures après il ne restait plus de traces d'une affection qui avait résisté aux moyens les plus énergiques connus jusqu'à ce jour.

« On le voit, c'est à l'usage du Matico que j'attribue la guérison de M. X... Plusieurs fois déjà il m'avait été donné d'éprouver ses bons effets comme astringent et anti-hémorrhagique ; les succès qu'il m'a constamment procurés, comme succédané du copahu dans le cas d'uréthrite, m'ont seuls conduit à l'employer dans la cystite du col. On pourrait peut-être m'objecter que les capsules de Matico contiennent une forte proportion de copahu (ce sont les capsules formulées par M. le docteur Favrot), et qu'il est par conséquent difficile de faire la part du Matico ; cette objection tombe d'elle-même si l'on veut bien remarquer que M. X... avait pris déjà près de 30 grammes de copahu sans aucun soulagement, mais non pas sans une profonde répugnance. »

*Deux observations communiquées par* M. LE DOCTEUR CAZENAVE, *médecin de l'hôpital Saint-Louis.*

*Premier cas.* — Un de mes internes étant atteint d'un écoulement datant de trois mois, pendant lesquels il s'était livré infructueusement à toutes les médications en usage, je l'engageai à prendre des *Capsules au Matico;* un seul flacon suffit pour arrêter complètement l'écoulement.

La guérison paraissait confirmée lorsque, sous l'influence de quelques excès, un léger suintement reparut et céda rapidement à l'emploi de quelques *Injections au Matico.*

*Deuxième cas.* — M. X..., âgé de trente-quatre ans, affecté d'une blenhorrée datant de trois années. Tous les traitements possibles, tant internes qu'externes, avaient été employés, lorsqu'il vint me consulter. Le malade avait observé toutefois que les Capsules Raquin, administrées seules avec le lait, lui donnaient une amélioration et même une cessation de l'écoulement pendant quelques jours; mais il n'obtenait en somme qu'un résultat temporaire.

Je lui prescrivis l'usage des Capsules au Matico, à la dose de seize par jour. Après l'usage d'un flacon et demi, il était guéri, il ne restait ni écoulement ni suintement.

Pour consolider une guérison si rapide et surtout si inattendue, et éviter toute rechute, M. X... continua l'usage des *Capsules au Matico* à dose croissante. La seconde moitié du second flacon fut très-bien supportée par l'estomac ; mais arrivé au troisième flacon, il fut pris de vomissements comme du temps qu'il prenait les Capsules Raquin. Il songea alors à prendre les Capsules du Matico en buvant une tasse de lait, et achever ainsi sans difficulté son troisième flacon. La guérison est définitive et date de plus de six mois.

---

# OPINION

## DE M. LE DOCTEUR DEBOUT

*d'après les essais faits dans le service de* M. CULLERIER
*à l'Hôpital du Midi.*

(Bulletin de Thérapeutique, mai 1861.)

« L'association de l'Essence du Matico avec le Baume de copahu n'enlève pas seulement à ce Baume son odeur et sa saveur spéciales ; mais, ce qui est plus précieux encore, augmente son efficacité, surtout dans les cas d'écoulements chroniques. Du moins, c'est ce que nous avons observé dans les essais auxquels nous nous sommes livrés et que nous avons répétés à l'hôpital des vénériens, dans le service de M. Cullerier. MM. les docteurs Schuster et Favrot ont constaté les mêmes résultats. »

# ATTESTATION

## DE M. LE DOCTEUR PUCHE

### MÉDECIN DE L'HÔPITAL DU MIDI

15 juillet 1862.

« M. le docteur Puche autorise M. Grimault à déclarer que, depuis quelques mois, il a substitué l'usage des *Capsules au Matico* à toutes celles qu'il avait employées jusqu'alors, et qu'elles lui ont constamment donné de bons résultats, à la dose de 12 à 20 par jour, dans toutes les circonstances où leur emploi est indiqué.

« M. le docteur Puche a fait sur les *Capsules au Matico* le sujet de plusieurs leçons à ses internes à l'hôpital du Midi. Il est essentiel d'ajouter que M. Puche prescrit toujours de prendre les capsules une ou deux toutes les heures, et que ce mode d'administration paraît le plus convenable et donne les meilleurs résultats. »

---

## RÉSUMÉ

### DES OBSERVATIONS DU DOCTEUR SCHUSTER.

« J'ai obtenu d'excellents résultats de l'usage des *Capsules au Matico* dans le traitement des uréthrites, soit blennorrhagiques, soit catarrhales, n'importe la forme ou la phase des écoulements.

« La forme sous laquelle j'ai prescris l'huile essentielle de Matico est celle représentée par les capsules faites par le procédé Grimault, capsules où l'huile essentielle se trouve associée dans de certaines proportions au baume de copahu, mais où l'association de ce dernier balsamique a été dissimulée à un tel point qu'il serait impossible à l'odorat le plus subtil et aux susceptibilités digestives les plus exagérées d'en deviner la présence... Aussi la tolérance des capsules indiquées est-elle généralement parfaite; tout au plus quelques malades accusent-ils, et encore fort exceptionnellement, quelques légères conséquences diarrhéiques.

« La dose à laquelle je prescris les capsules est de 12 par jour, la durée du traitement de 8 à 15 jours.

« Je dois ajouter qu'ayant administré l'huile essentielle de Matico seule et sous forme de perles, j'en ai obtenu aussi d'excellents résultats dans le traitement :

« 1° De certains catarrhes bronchiaux, surtout dans ceux compliqués d'hémoptysie;

« 2° De plusieurs formes névralgiques, telles que certaines névralgies sciatiques, soit idiopathiques, soit symptomatiques, de quelque affection primordiale des organes urinaires ou de l'excavation du bassin. »

---

# OPINION

## DU DOCTEUR RICARD (d'Angoulême)

### sur les Capsules et les Injections au Matico.

4 Octobre 1861.

« J'ai employé dans plusieurs circonstances les Capsules et les Injections de Matico. Je dois à la vérité de dire que j'ai réussi à guérir, avec les préparations de Matico, des blennorrhagies qui avaient résisté au Poivre cubèbe et au Copahu pur; j'ai donc lieu de penser que ces produits sont appelés à prendre un rang sérieux parmi les médicaments destinés à tarir les écoulements, souvent si rebelles aux moyens ordinaires. »

# OPINION DU DOCTEUR BEAUDOIN

## Médecin à Rennes.

### 5 août 1861.

« Je poursuis les expériences avec vos préparations de Matico ; j'obtiens des résultats satisfaisants et je puis affirmer dès à présent que les Capsules et l'Injection doivent avoir raison des blennorrhagies, surtout de celles qui datent depuis longtemps ; c'est sur des cas de ce genre que j'expérimente, du moins. »

---

*Deux cas de guérison d'écoulements par les Capsules et l'Injection au Matico, par le Docteur* VIALLE, *de Beuzeville (Eure.)*

### 16 septembre 1861.

« Je vous remercie de l'envoi que vous m'avez fait à titre d'essai de vos Capsules et de vos Injections au Matico. Je n'ai qu'à me louer de leur emploi, parce que dans un cas de gonorrhée aigüe, les Capsules seules de Matico (un flacon à peine) ont suffi pour arrêter l'écoulement, et dans un autre cas de gonorrhée chronique, datant de six mois, le malade n'ayant pas voulu se soumettre à l'emploi des Capsules, les Injections seules ont amené une guérison complète. »

# OBSERVATIONS

## DU DOCTEUR BORIN

Médecin à St-Germain (Lot).

27 septembre 1861.

« J'ai administré les *Capsules et les Injections au Matico*, formule Favrot, à deux de mes clients (le mari et la femme) atteints d'écoulements chroniques. J'avais essayé vainement de plusieurs autres moyens et j'étais, permettez-moi de le dire, quelque peu sceptique à l'égard de la rapidité de l'efficacité; mais les résultats obtenus ont été merveilleux. Pour me bien assurer de la guérison, j'ai voulu attendre un mois avant de vous écrire. C'est aujourd'hui mon devoir de vous informer que la cure est radicale, et que mes deux clients s'estiment heureux d'être totalement délivrés d'une affection si incommode et si rebelle.

Je ne crains pas de dire que vos préparations de Matico sont destinées à jouer un rôle immense dans la thérapeutique des écoulements, tant chez l'homme que chez la femme. »

---

## *Lettre du Docteur RAFFY, à Puymirol (Lot.)*

10 Avril 1862.

« Je compte pouvoir vous fournir incessamment quelques résultats heureux de l'emploi des Capsules au Matico : 1o une observation de catarrhe vésical accompagné de phénomènes inflammatoires et ayant résisté à tous les moyens préconisés depuis trois ans.

2º Deux observations authentiques de catarrhes pulmonaires avec emphysème ; un malade a été pour ainsi dire rappelé à la vie par l'administration de quelques *Capsules de Matico* ; le second avait en même temps une blennorrhée dont je cherchais à me rendre maître par les injections ; mais le catarrhe pulmonaire, très-ancien, a complètement disparu. »

---

### *Lettre du Docteur* AUGIER,

Médecin du chemin de fer de Lyon.

18 Avril 1862.

« Les flacons d'Injections au Matico que vous avez bien voulu mettre à ma disposition ont produit les meilleurs résultats. Aussi suis-je encouragé par ce succès à en continuer l'emploi. »

---

### *Lettre de M. le Docteur* LAFFOND (DE TORCY).

21 septembre 1862.

« J'ai employé dans ma clientèle vos *Capsules au Matico* ; le succès a été complet pour les divers écoulements du canal de l'urèthre et en quelques jours seulement. Elles ont l'avantage immense de ne fatiguer jamais l'estomac. Sous leur influence, les érections nocturnes les plus rebelles disparaissent complétement. »

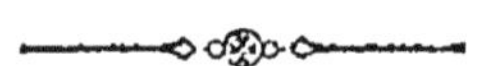

A l'appui des observations que nous venons de citer et des quelques réflexions que nous nous sommes permis d'émettre, nous pouvons invoquer les noms d'un grand nombre de médecins qui prescrivent

journellement les *Préparations de matico* et en té-
moignent en toutes circonstances leur satisfaction ;
ce sont : MM. BARDENEY DE CHASSEY, BILLARD,
CABY, CAUDMONT, CHARRIER, DE BEAUVAIS, DELMAS,
FABRÉGE, FOURNIER, FRAIGNIAUD, GERY, GODART,
GOUPIL, JEANNE, LIPKAU, MARTIN SAINT-ANGE,
MARX, MONOD, MORETIN, OZANAM, PICQUOT, RACI-
BORSKI, RIÉGÉ, VERNOIS, etc.

Nous nous permettrons ici de soumettre à MM. les
Médecins quelques réflexions sur l'effet physiologi-
que du *Matico*, qui résultent de l'ensemble de ces
observations ; peut-être leur fourniront-elles des in-
dications utiles et nouvelles.

1o Sous l'influence des *injections au Matico*, le
malade éprouve parfois un léger sentiment de stric-
ture et même de cuisson passagère, dont la durée
varie de cinq à dix minutes, suivant l'impressionna-
bilité du sujet et la virginité de sa membrane muqueuse ; cet effet n'est que passager et ne laisse aucune inflammation consécutive, ce qui permet de
donner l'injection à toutes les périodes de l'uréthrite.

D'après les études auxquelles nous nous sommes
livrés et l'opinion d'un grand nombre de médecins,
ce sentiment de cuisson semble être dû à l'action de
l'huile essentielle de Matico qui existe dans l'eau saturée et se rapporte, du reste, parfaitement à l'his-

torique fait au commencement de cette notice, que le Matico porté au *Pérou* le nom d'*herbe au soldat*, parce qu'il a des propriétés styptiques et vulnéraires ; dans tous les cas, nous pensons qu'il agit comme modificateur et cicatrisant.

*2° Usage interne des capsules de matico.* Nous ferons observer, tout d'abord, que l'enveloppe de gluten qui contient les deux principes oléo-balsamiques, a, sur l'enveloppe de gélatine un immense avantage ; la gélatine ne se dissout que dans l'estomac, tandis que le gluten ne commence à être attaqué que dans l'intestin duodenum, et a, par ce fait seul d'une absorption plus rapide, une action plus directe sur les urines.

Cette assimilation, jointe à l'action toute particulière de l'*essence de matico* qui, indépendamment de ses remarquables propriétés antigonorrhéiques, désinfecte complètement le Baume de copahu, nous explique très-bien pourquoi les *capsules au matico* ne donnent jamais lieu à des renvois, nausées et éructations pénibles et odorantes.

L'essence de Matico qui, à l'odorat, a quelque analogie avec celle de la menthe poivrée, agit en outre comme stimulant des fonctions digestives. Cette propriété, jointe à la présence d'une petite quantité de magnésie calcinée qui sert à la solidification du baume de copahu dans la fabrication des capsules, a pour effet de neutraliser les principes acides de la digestion et d'agir comme laxatif et dérivatif.

Enfin, l'action de l'*essence de matico*, se reconnait même dans l'émission des urines. Comme avec le baume de copahu seul, elles sont fortement émulsionnées, mais la couleur en est beaucoup plus foncée et l'odeur copahïfère, complètement annihilée ; ce qui prouve qu'elle a subi toutes les phases de l'assimilation du copahu sans perdre aucun de ses caractères.

3° *Emploi du Sirop de Matico*. Préparé avec l'eau distillée saturée et l'extrait hydro-alcoolique, le sirop de Matico possède la plus grande partie des propriétés de la plante. Sous cette forme, il a été étudié à différents points de vue par un certain nombre de médecins ; ainsi, MM. les docteurs *Marx*, *Trousseau*, *Vidal* et grand nombre d'autres l'ont prescrit avec succès dans les affections catarrhales de la vessie et l'hématurie ; MM. les docteurs *Cazentre*, *Lesaulnier*, *Ricque* et autres, dans le traitement de l'hémoptysie avec cavernes pulmonaires, et enfin MM. *Gouzée* d'Anvers, *Caffe* de Paris, dans les diarrhées coliquatives de causes diverses, et surtout celles compliquant la phthisie pulmonaire.

Désireux, pour notre compte, de provoquer d'autres expériences, afin de classer définitivement ce nouvel agent thérapeutique, nous mettons à la disposition de MM. les Médecins, tant pour leur clientèle que pour les hôpitaux, les quantités de préparations de Matico qu'ils peuvent désirer, et cela sans aucun frais pour eux, soit à Paris, soit en province.

Nous prévenons, en outre, que l'huile essentielle de Matico n'existe pas dans le commerce, et qu'un certain nombre de médecins nous ayant déjà, du reste, signalé la présence de produits similaires sans aucune action thérapeutique, et qui n'ont du Matico que le nom, nous engageons à exiger toujours le cachet de notre maison et à formuler : Capsules ou Injections au Matico de M. Grimault.

# GRIMAULT

### Pharmacien, successeur de DORVAULT,

### 7, RUE DE LA FEUILLADE,

### A PARIS.

Nous signalerons encore à MM. les Docteurs les produits suivants, de notre maison, produits dont l'efficacité a été bien constatée :

# PYROPHOSPHATE
## DE FER ET DE SOUDE

(Phosphate de fer soluble)

DE

# LERAS

DOCTEUR ÈS-SCIENCES

## SOLUTION ET SIROP INCOLORES. — DRAGÉES

*Ni goût, ni saveur de fer, réunion des principes des os et du sang, pas de constipation.*

0,20 centigr. de sel de fer par cuillerée.

---

«... Il faut le classer parmi les ferrugineux qui vont bien aux malades dont les organes digestifs supportent mal les préparations de fer. » SOUBEIRAN.

«... Il nous semble appelé à jouer un rôle important dans l'art de guérir. » PERSOZ.

«... C'est, selon moi, la meilleure des préparations ferrugineuses et dont l'administration donne les résultats les plus rapides, » ARAN.

«... Sa forme liquide lui donne un avantage immense sur la pilule... Il est pour moi supérieur aux préparations iodées. » ARNAL.

«... De tous les ferrugineux, nous n'en connaissons pas qui agisse aussi promptement et aussi favorablement... sans fatigue pour l'estomac. « BELLOC, BAUME, BIGOT, FOLLET et PRÉVOST.

«... Les effets de cette préparation me paraissent très-sûrs et très-prompts. » DEBOUT.

«... De toutes les préparations ferrugineuses, c'est celle qui m'a donné les meilleurs et les plus beaux résultats. » GUIBOUT.

«... Il a surtout l'avantage d'éviter la constipation et de convenir aux tempéraments les plus délicats. » FAVROT.

# ELIXIR DE PEPSINE

## DE **GRIMAULT** ET C<sup>ie</sup>.

L'Elixir de Pepsine, tel qu'il a été formulé, ne se conserve pas, l'alcool précipitant la Pepsine. Une addition d'acide lactique facilite la dissolution de la Pepsine, en rend la conservation indéfinie et ajoute à son efficacité.

La Pepsine pure se vend ordinairement 30 c. le gramme, et l'Elixir 5 fr. le flacon de 200 grammes ; par suite d'un traité avec M. Morson, président de l'École de Pharmacie, commissaire spécial de l'Exposition des produits chimiques à Londres, nous pouvons l'offrir avec garantie, à prix très-réduit, tant en nature que sous forme d'élixir.

## CIGARETTES INDIENNES

### DE CANNABIS INDICA

Indiquées dans l'asthme et les affections des bronches et du poumon ; elles sont fort usitées en Allemagne et employées en France avec succès par un grand nombre de praticiens.

## GLYCÉRINE VÉGÉTALE

Extraite de l'huile de palme au moyen de la vapeur surchauffée ; elle ne possède aucune odeur, est chimiquement pure et la seule qui ne précipite pas le nitrate d'argent ; les dermatologistes les plus distingués, MM. BAZIN, CAZENAVE, DEVERGIE, etc., la prescrivent journellement.

## GUARANA

### ou

### PAULLINIA SORBILIS DU BRÉSIL

Employé avec succès dans les migraines, maux de tête, névralgies, ainsi que pour les diarrhées chroniques et rebelles ou cholériformes.

Il est divisé par prises de 2 grammes ; dose de 4 à 6 gr.

# SIROP

## DE RAIFORT IODÉ

PRÉPARÉ A FROID ET CONCENTRÉ

DE

## DORVAULT

préparé par **GR1MAULT**, successeur,

*ou combinaison intime de l'iode avec le suc des plantes antiscorbutiques.*

Cinq centigrammes d'iode par cuillerée à bouche.

~~~~~~~

«... Il s'administre avec le plus grand succès à la place de l'*huile de foie de morue.* » ARAN.

«... Il a tous les avantages de l'iode, sans en avoir aucun des inconvénients... » BOINET.

«... Non-seulement il supplée l'*huile de foie de morue,* mais il la remplace avec avantage. » A. CAZENAVE.

«... C'est un médicament de premier ordre pour le traitement des manifestations de la diathèse scrofuleuse. » A. CHARRIER.

«... C'est un des plus puissants modificateurs des constitutions lymphatiques... » GUESNARD.

«... Il a tous les avantages de l'*huile de foie de morue,* sans en avoir tous les inconvénients... » GUIBOUT.

«... Je le prescris à la place de l'*huile de foie de morue* a des préparations iodées. » LEGENDRE.

«... Il peut presque toujours être substitué à l'*huile de foie de morue,* comme équivalent thérapeutique, et bien souvent il l'emporte sur cette dernière par des propriétés spéciales.. » SCHUSTER.
~~~~~~~

# SIROP

## DE QUINQUINA ROUGE

### FERRUGINEUX

### DE GRIMAULT

(Extrait de Quinquina, 0,10; Pyrophosphate de fer et de soude, 0,20
par cuillerée à bouche.)

« Je le conseille très-souvent... Son usage, longtemps continué, ne m'a jamais présenté aucun des accidents reprochés à la plupart dés ferrugineux. » ARNAL.

«... C'est une de ces rares combinaisons qui satisfont en même temps le malade et le médecin... » CAZENAVE.

«... Il est extrêmement facile à digérer et peut, par cela même, se continuer longtemps sans inconvénient. » CHARRIER.

«... Je le considère comme une très-heureuse innovation. » CHASSAIGNAC.

«... Il m'a constamment donné les résultats les plus avantageux. » HERVEZ DE CHÉGOIN.

«... Sa limpidité, son goût agréable, et surtout la facilité avec laquelle il est supporté par les malades les plus délicats, en font un médicament aussi efficace qu'attrayant. » MONOD.

»... Je me fais un plaisir de constater la supériorité de cette préparation. » RICQUE.

«... Il constitue le toni-ferrugineux par excellence des femmes délicates et des enfants. » SCHÜTZEN.

«... Ce produit ne présente ni saveur, ni arrière-goût de fer; il a une limpidité extraordinaire... et constitue en réalité une liqueur agréable. » G. RICHELOT.

Paris. — Imp. Wiesener, rue Delaborde, 12.

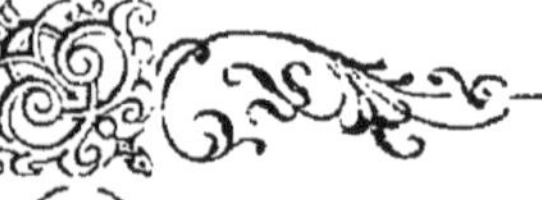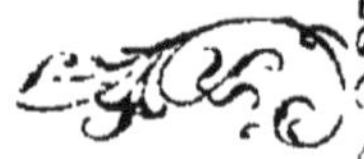

# PHARMACIE DORVAULT

## 7, RUE DE LA FEUILLADE

près la Banque de France

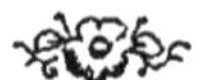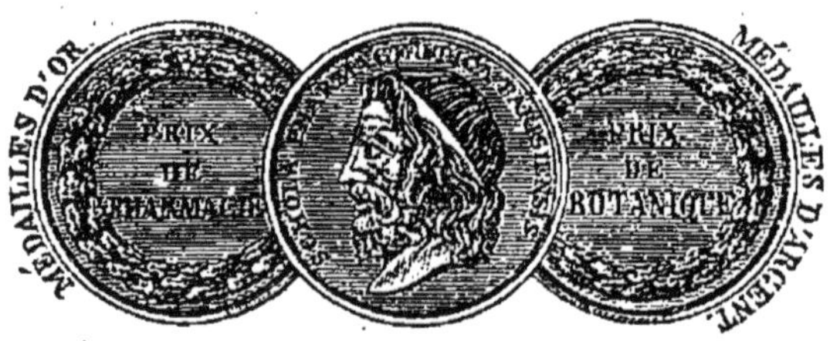


## GRIMAULT ET Cⁱᵉ, SUCCʳˢ

**FOURNISSEURS DE S. A. I. LE PRINCE NAPOLÉON**

Lauréats de l'École de Pharmacie de Paris

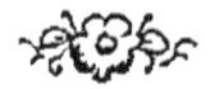

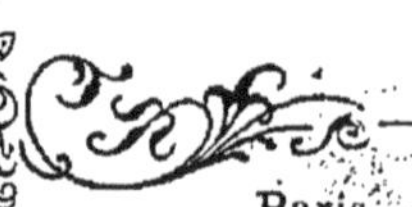

Paris. — Imp. Wiesener, rue Delaborde, 12.

www.ingramcontent.com/pod-product-compliance
Ingram Content Group UK Ltd.
Pitfield, Milton Keynes, MK11 3LW, UK
UKHW021149140726
13695UKWH00005B/2025